Como perder gordura da barriga Em português/ How to lose belly fat in Portuguese:

um guia completo para perder peso e ter uma barriga lisa

dificuldade ou danos que podem os suceder após assumir as informações aqui descritas.

Adicionalmente, as informações encontradas nas seguintes páginas são apenas para fins informativos e devem então ser consideradas universais. Como é própria de sua natureza, a informação apresentada não tem garantia em relação à sua validade contínua ou qualidade provisória. As marcas registradas mencionadas foram feitas sem consentimento escrito e não podem de modo algum ser consideradas um patrocínio do titular da marca.

Sumário

Introdução

Parabéns por baixar *Como perder gordura da barriga: um guia completo para perder peso e ter uma barriga lisa* e obrigado por o fazer.

Os seguintes capítulos discutirão as melhores ações necessárias para perder peso, ficar em forma e ter um estilo de vida mais saudável. Não tem tapeação aqui. Com trabalho duro e determinação, você pode ter uma barriguinha lisa antes que se dê conta!

Há muitos livros sobre esse assunto no mercado, obrigado mais uma vez por escolher este! Todos os esforços foram feitos para garantir que esteja o mais repleto de informações úteis quanto for possível, por favor, aproveite!

Capítulo 1: Bem-vindo

Todos têm algo no seu físico que querem mudar. Só 8% dos norte-americanos se sentem contentes com seus corpos, então lembre-se que você não está sozinho nessa jornada até uma versão sua mais magra. Na verdade, nos EUA, mais de 50% dos homens e 70% das mulheres entre as idades de 50 e 79 sofrem de uma doença chamada "obesidade abdominal". Não importa a sua idade, o ganho de peso se tornou uma epidemia no século XX!. Isso se deve ao fato de que estamos cercados por altas gorduras e comidas processadas que estão prontamente disponíveis, dia ou noite. Como adultos ocupados, pode ser difícil se focar em alguns dos aspectos mais importantes das nossas vidas, como a saúde. É fácil se deixar levar pelas prioridades cotidianas. Então nos esquecemos do que é necessário para conquistar e manter uma dieta saudável e um regime de exercícios. Especialmente ao lidar com a gordura na barriga. Pode ser difícil combater a tentação das comidas convenientes e deliciosas, mas com a mentalidade certa, tudo é possível.

Como sabemos, qualquer gordura indesejada é vista como um obstáculo, mas pode ser especialmente difícil se livrar da gordura na barriga. Mas ela pode ser mais que só um incômodo feio. Ela também é incrivelmente ruim para a sua saúde. A gordura na barriga, também conhecida como gordura abdominal, é um grande fator de risco para derrame, diabetes tipo 2, doenças do coração e pressão alta. A gordura abdominal se refere à gordura que se acumula profundamente embaixo da pele. Ela fica bem em cima dos seus músculos abdominais, fazendo com que seja difícil sentir ou ver eles. A maioria das organizações da saúde usam o IMC (Índice de Massa Corporal) para prever o risco de doenças relacionadas à gordura e determinar seu peso ideal. Você pode calcular seu IMC de duas maneiras diferentes. Poderá encontrar calculadoras para determinar seu IMC online, ou pode dividir seu peso pelo quadrado da sua altura. Um IMC de 27,3 é considerado acima do peso para as mulheres e um de 27,8 é considerado acima do peso para os homens. Não deixe os números te intimidarem. Independente do seu IMC, você deu o passo certo para ter um abdômen fabulosamente magro e um estilo de vida mais saudável.

É fácil acreditar que a gordura da barriga é a mais teimosa de se derrotar. Isso é algo do que sabemos há anos, mas por que é tão difícil se livrar dela e se manter assim? Os cientistas dizem que a gordura na barriga é muito mais difícil de mudar do que em qualquer outro lugar no corpo. Isso acontece porque as células de gordura no abdômen não respondem tão rapidamente ao processo de queima de gordura conhecido como lipólise. Junte isso com uma agenda cheia e uma quantidade infinita de opções que não são saudáveis, você tem uma pança teimosa que parece ser impossível de perder.

Claro, fazer dieta não é a única coisa necessária para se livrar dela. O exercício tem um grande papel na queima de gordura e no fortalecimento dos músculos. Independente do que você vê online, fazer 100 abdominais por dia não vai te dar uma barriga lisa. Nem os aparelhos de abdominais de ponta que você vê nos comerciais da TV te darão os resultados que você busca sem ajuda. Sinceramente, a combinação de uma dieta consistente e exercícios são a única maneira de ter aquela barriga durinha com a qual você sonha há anos. Mas se lembre que a dieta e os exercícios não precisam ser chatos. Encontre uma atividade que você gosta e comidas que você ama, para deixar a transição bem mais fácil. Até recrutar um amigo para te acompanhar nessa jornada pode fazer com que uma obrigação vire diversão! Para a sua sorte, este guia te oferecerá todos os conhecimentos necessários para ter sucesso na sua nova dieta e na sua rotina de exercícios.

Certo, eu sei o que você está pensando. Todos vimos aquelas dietas que se dizem ser a solução milagrosa para seus problemas de perda de peso. Elas normalmente envolvem métodos incomuns como a dieta líquida ou a dieta "louco por repolho". Mesmo que haja centenas e centenas de dietas da moda circulando nas notícias, dizendo te deixar magrelo da noite para o dia, você sempre acaba decepcionado e com fome. Infelizmente, não há uma solução mágica escondida neste livro para perder a barriga. Como a maior parte das coisas, a recompensa do seu corpo perfeito virá com trabalho duro e consistência. Iniciar essa mudança no seu estilo de vida não vai ser moleza, mas a parte mais difícil é dar o primeiro passo. Tire um momento para você se parabenizar por se comprometer a atingir uma versão sua mais feliz e em forma!

Independente do seu nível de experiência com dietas e exercícios, *Como perder gordura da barriga: um guia completo para perder peso e ter uma barriga lisa* te ensinará os fundamentos para perder esse peso em excesso e continuar sem ele. Quer você esteja tentando ter de volta sua silhueta sensual ou perder peso para usar aquele vestido perfeito para uma ocasião especial, este guia te dará as informações necessárias para você atingir seus objetivos e ficar com uma forma fantástica! Enquanto você lê este livro, verá que dividimos os componentes de um estilo de vida saudável para eliminar a gordura abdominal. Reduzimos eles em seções simples e fácies que te deixarão motivado e engajado. Você aprenderá as partes fundamentais por trás da gordura e das calorias, como seu metabolismo funciona e como trabalhar junto com ele, os tipos certos de exercícios e dietas necessários para criar e manter sua barriga lisa, o que NÃO comer e mudanças físicas a serem esperadas conforme você transiciona para seu novo corpo.

Se estiver pronto para ter uma barriga lisa, aprender sobre as comidas que te movem, ficar incrível com qualquer roupa e se tornar uma pessoa confiantes, então aperte os cintos! Este guia te ensinará uma abordagem natural para perder peso e você surpreenderá as pessoas em pouco tempo!

Capítulo 2: entendendo a gordura na barriga e as calorias

Entendendo o processo biológico

Ecologicamente, nossos corpos foram criados para sobrevivermos. Há milhares de anos, quando caçávamos e coletávamos alimentos, ter reservas extra de gordura era crucial para ter uma vida longa. Agora que temos um restaurante em cada esquina, os mecanismos criados para nos manter vivos estão fazendo o contrário. Os humanos foram programados a amar açúcar e gorduras. Porque eles eram utilizados como mantimentos de energia leves que mantinham nossos ancestrais vivos. Eles pesam menos que músculos, então nossos instintos eram agarrar cada oportunidade para nos acabarmos em alimentos gordurosos e doces, para não morrermos de fome. É por isso também que eles têm um gosto tão bom. Agora temos um trato digestivo que busca armazenar o máximo de calorias possível, o que não é bom em uma sociedade onde tudo é denso em calorias. Mesmo que nossos corpos sejam feitos para segurar o peso em excesso, como a gordura na barriga, isso não significa que não possamos combater essa tendência.

Qual é a diferença entre calorias e gorduras?

O primeiro passo para entender a perda de peso é reconhecer as diferenças entre gorduras e calorias. A gordura é essencial para a vida humana. É um dos seis nutrientes necessários para ter um corpo e mente saudáveis, os outros sendo carboidratos, proteínas, água, vitaminas e minerais. Três dos nutrientes essenciais dão calorias ao corpo. São as proteínas, carboidratos e gorduras. As calorias são unidades de medida categorizadas como a quantidade de energia liberada quando nosso corpo processa a comida. O corpo armazena as calorias em excesso nas células de gordura e temos inúmeras delas. Quanto maior for a contagem de calorias, mais energia a comida pode oferecer ao nosso corpo. Quando consumimos mais calorias do que precisamos, nosso corpo as armazenam como gordura.

Entendendo a gordura

A gordura tem diversas funções no corpo humano. Ela pode ser armazenada em outros lugares que não sejam a área abdominal, como o fígado ou músculos esqueléticos. Ela é responsável por regular a produção de hormônios, ajudar a transportar vitaminas e minerais pelo corpo, dar estrutura às células e proteger os órgãos vitais. Ela serve como fonte de energia para as inúmeras funções das células e até é responsável por aproximadamente 70% da energia utilizada para as funções do corpo enquanto repousamos. Nem preciso dizer que não podemos sobreviver sem os nutrientes da gordura.

Diferentes tipos de gordura

Você já deve ter visto ou ouvido as palavras "gorduras saturadas" ou "gorduras trans", mas o que significam? As gorduras trans são produzidas a partir de óleos criados em um método de processamento de alimentos chamado de hidrogenação parcial. Esses tipos de gorduras são encontradas em todos os tipos de comidas processadas, como fast foods. Elas têm a tendência de abaixar os níveis do colesterol bom ou lipoproteína de alta densidade (HDL) e subir os níveis do colesterol ruim ou lipoproteína de baixa densidade (LDL). Ter um colesterol alto está diretamente relacionado à doenças do coração e claro, o ganho de peso.

Infelizmente, muitas das comidas que consideramos deliciosas têm gorduras saturadas. São ricas em calorias, com poucos valores nutricionais. Exemplos dessas comidas são bacon, salsicha, batata frita e hambúrguer. Fontes de proteínas, especialmente laticínios e carne vermelha, têm gorduras saturadas. É importante entender que tipo de proteína beneficiará sua perda de peso, em vez de qual atrapalhará seu progresso. Para ter uma barriga lisa, você deve obter a proteína com carnes magras, ou legumes e verduras como feijão, lentilha e tofu.

Mesmo que a gordura seja um dos três nutrientes essenciais que nos oferecem energia; ela tem o dobro de calorias por grama que os outros dois. Um grama de carboidratos ou proteínas rende cerca de 4 calorias, enquanto que um grama de gordura tem 9 calorias. Basicamente, podemo comer a mesma quantidade de carboidratos ou proteínas por metade das calorias da gordura. A explicação mais simples para atingir suas metas de perda de peso pode ser só comer alimentos baixos em gorduras e, mesmo que comer alimentos menos gordurosos te ajudará a perder alguns quilos, não é o suficiente. Mesmo se comer alimentos com poucas calorias e sem gorduras, as calorias em excesso ainda podem ser armazenadas para o inverno, especialmente na sua barriga. Você precisa prestar muita atenção em quantas calorias consome de todos os três tipos de nutrientes por dia. Para perder peso, é necessário ter um déficit calórico, que pode ser atingido ao queimar mais calorias do que se consome.

Nem todos os tipos de gorduras são ruins para você. As gorduras insaturadas vêm de óleos vegetais, nozes e sementes. As insaturadas e as monossaturadas ajudam a aumentar os níveis de colesterol bom e, ao mesmo tempo, diminuem os níveis de colesterol ruim. Elas fornecem nutrientes fundamentais que permitem que as células absorvam vitaminas solúveis em lipídios, como a vitamina D. As gorduras polinsaturadas também são uma alternativa saudável para as gorduras saturadas ou trans. Os ômegas 3 e 6 são gorduras polinsaturadas, cruciais para regular a pressão sanguínea. Você deve substituir seu consumo diário de gorduras saturadas pelas insaturadas, como as monossaturadas e poilinsaturadas. Elas são encontradas no abacate, nozes, sementes, peixes gordurosos e tofu.

Como determinar quanta gordura você está comendo

Leia rótulos e depois leia eles de novo. A quantidade de gordura será listada nas informações nutricionais atrás do produto que você comprar. Será listado o total de calorias e o total delas que vêm de gorduras. A maioria dos rótulos também pode listar a porcentagem de gordura em cada porção. Escolha alimentos com uma baixa porcentagem de gordura diária. A quantidade de gordura que você precisa consumir por dia varia em quantas calorias você consome por dia.

Seu consumo diário de calorias	Gorduras que devem ser consumidas diariamente
2.500	83 gramas
2.200	73 gramas
2.000	65 gramas
1.800	60 gramas
1.200	40 gramas

Ler rótulos pode ser tedioso e confuso, especialmente quando as informações do rótulo estão lá para te enganar. Você pode ver produtos com "baixo em gorduras" ou "baixo em colesterol" no rótulo. Os fabricantes precisam seguir as regulações do governo para usarem esses rótulos nos alimentos. Se um produto diz que é livre de gordura ou açúcar, isso significa que ele contém menos de 0,5 gramas de açúcar ou gordura. Se ele diz "baixo em gordura", ele contém 3 gramas de gordura ou menos. Lembre-se, quando for fazer compras, de evitar as gorduras que não são saudáveis, que te impedem de queimar gordura.

O estresse e a gordura

Como a maior parte dos aspectos do corpo humano, a gordura é afetada pelo estresse. É importante monitorar seus níveis de estresse e reconhecer o que te deixa tenso, para otimizar a perda de peso. Quando seu corpo enfrenta um momento estressante, seus instintos de luta ou fuga são ativados. Isso faz com que seus níveis de cortisol (o hormônio do estresse) decolem, enquanto aumentam o nível de insulina e abaixam o açúcar no sangue. Isso te deixa com fome. Seu corpo presume que você usou um grande número de calorias durante sua reação ao estresse, como fugir de uma situação perigosa ou tentar lutar. Mesmo que não tenha ocorrido nenhuma atividade física rigorosa, seu cérebro engana seu corpo para ele pensar que você precisa reabastecer as calorias perdidas, te fazendo comer demais. São nessas horas que você sente vontade de uma fatia de pizza ou frango frito. São as chamadas comidas que causam conforto. O cérebro libera substâncias químicas que criam uma sensação de calma enquanto você come, o que se remete à nossa necessidade pré-histórica de gordura e açúcar para nos manter vivos.

Entendendo as calorias

As calorias são unidades de medida categorizadas como a quantidade de energia liberada quando nosso corpo digere o alimento. Estão em tudo que você come, como chiclete, ketchup, balinhas de hortelã e até vitaminas. Como as gorduras, nem todas as calorias são criadas da mesma forma. Algumas são consideradas "vazias", que significa que não têm nenhum valor nutricional. Tecnicamente, você recebe a mesma quantidade de energia das calorias vazias como as calorias ricas em nutrientes. Por exemplo, você pode comer 1.500 calorias de fast foods ou 1.500 calorias de legumes e ter a mesma quantidade de energia das duas. A diferença é que, se você comer 1.500 calorias de fast food, seu corpo presumirá que você está usando a energia para o dia inteiro só naquele momento, em vez de espalhar igualmente seu consumo de calorias diário. Isso te faz sentir sono e fome muito antes do dia acabar. Comer calorias vazias pode levar a um ciclo infinito de sentir fome e comer demais.

Como as calorias afetam a gordura

Na era da contagem de calorias e das dietas da moda, é fácil acreditar que, quanto menos calorias consumir, melhor. Esse não é o caso, já que todos têm um nível mínimo de calorias que deve ser consumido por dia. O número varia dependendo do seu IMC, idade, nível de atividade e gênero. 450 gramas de gordura é o equivalente a 3.500 calorias. Essa é a quantidade que você precisa queimar para perder essa quantidade de gordura e diminuir seu consumo de calorias em 500 para perder 450 gramas por semana. Lembre-se que, conforme você perde peso, sua necessidade calórica diminuirá.

Já que as calorias são basicamente o combustível do seu corpo, é importante ter o bastante para manter sua energia enquanto você está acordado. Saber o número de calorias que você precisa comer para poder perder peso é a chave no processo de deixar sua barriga lisa. Você também deve ficar ciente de que tipos de calorias você come, já que comer calorias vazias te deixará com fome e será mais provável que você se afasta da sua dieta.

Como as calorias afetam a massa muscular

Quando se trata de criar músculos, o tipo de calorias consumidas é muito importante. Se você comesse 200 calorias de sorvete, elas seriam absorvidas no seu corpo de uma forma muito diferente do que 200 calorias de grão-de-bico. Já que o grão-de-bico é rico em nutrientes e alto em fibras, é provável que 10% dessa calorias não seriam absorvidas. Muito provavelmente você ganharia massa muscular ao comer alimentos altos em proteína e ricos em nutrientes, ao invés de alimentos pobres em nutrientes e baixos em fibras.

Como determinar quantas calorias você está comendo

Para encontrar o número de calorias em um produto e o número de calorias da gordura, encontre as informações nutricionais atrás do produto. Nos Estados Unidos a Food and Drug Administration (FDA) regula todos os cálculos calóricos de todos os fornecedores de alimentos no mercado. O que a FDA não quer que você saiba é que não conseguem verificar todos os valores decimais dos cálculos calóricos, para um produto ser considerado "indevidamente rotulado" a não ser que seja um erro de mais de 20%. Isso significa que nem todas as contagens de calorias listadas estão corretas. Se você pegar algo que parece ser saudável demais para ser verdade, busque algo mais confiável, como marcas maiores ou alimentos integrais ou à base de plantas.

Os exercícios e as calorias

Como já foi mencionado, o exercício tem um grande papel quando você se livra dos pneuzinhos e tonifica os músculos da barriga, te dando uma silhueta sensual. Como as calorias e os exercícios estão relacionados? Como você já sabe, as calorias são unidades de medida feitas para determinar a energia no corpo humano. Quanto mais energia usar, mais calorias vai queimar. Sair e se mover fará você se livrar das calorias extra. Todos os exercícios afetam sua massa muscular, seja caminhar, correr, pedalar ou nadar. Isso permite que seu corpo queime calorias continuamente, mesmo depois que o exercício acaba. Assim que você começar a queimar mais calorias do que consome, começará a perder peso.

Capítulo 3: entendendo o consumo de energia no corpo

Entendendo a energia

O assunto da energia é um muito discutido no século XXI. Os cientistas estão constantemente tentando encontrar uma fonte de energia maior e melhor para energizar o mundo. Pense no seu corpo como uma máquina afinada que precisa de energia (comida) para funcionar adequadamente. Você pode usar a forma como seu corpo consome vitalidade para te ajudar a ficar em forma e saudável!

Na aula de ciências, aprendemos que a energia não pode ser criada nem destruída. Essa é uma lei fundamental da ciência, que será verdadeira para sempre, mas o que significa quando dizemos "queimar calorias"? Basicamente, só significa que queimamos as unidades de potência que precisamos para funcionarmos. A energia não pode ser destruída, mas deve ser convertida para outra forma, como a energia mecânica que nos ajuda a nos movermos, energia termal que nos aquece e a energia elétrica que nos permite usarmos nossos cérebros. O tipo de energia usada no nosso corpo é chamada de adenosina trifosfato (ATP). A ATP é tecnicamente uma reação química que nosso corpo usa para realizar processos biológicos. Os carboidratos, gorduras e proteínas são os nutrientes que nos dão força, mas a gordura é a que nos dá mais. Essas funções ajudam na regulação hormonal, na circulação sanguínea, digestão e no crescimento das células. Se algumas calorias não são imediatamente usadas como energia, são armazenadas como gordura.

Tipos de energia

Dependendo do que você come, as calorias podem ser dividias em tipos diferentes de energia, que seu corpo utilizará imediatamente ou guardará para depois. Por exemplo, se você comer uma refeição rica em carboidratos e pobre em grãos, essas calorias serão reduzidas rapidamente em glicose, que é utilizada para energizar seus músculos. Isso fará com que o açúcar no seu sangue suba e, pouco depois, seus níveis de energia caiam. Comer uma refeição rica em grãos integrais permitirá que seu corpo faça uma digestão mais lenta, deixando suas reservas de energia consistentes o dia inteiro. Você quer abastecer seu corpo para poder queimar a gordura do seu abdômen e criar músculo. Lembre-se disso quando for implementar seu novo plano de exercícios!

Como a dieta afeta sua energia

Agora que já entende como a energia afeta seu corpo, você pode começar a planejar suas necessidades alimentares focando na quantidade de energia necessária para você emagrecer! Para ter uma quantidade otimizada de energia, será necessária uma dieta balanceada que é rica em legumes, gorduras saudáveis, óleos saudáveis, carboidratos não refinados e proteínas. Mesmo que os doces, balas e energéticos possam te dar um pico de hiperatividade, você deve ficar longe deles para evitar a queda que dão algumas horas depois de serem consumidos. Outra forma de manter seu nível de energia alto seria comer frequentemente durante o dia. Lanches saudáveis consistentes podem substituir a regra de três refeições por dia. Seu cérebro precisa de nutrientes constantes para funcionar, então quando você mordisca frutas ou legumes de hora em hora, é mais provável que ficará mais energizado e terá uma maior função cognitiva.

A cafeína deve ser sua amiga

A cafeína é uma grande parte da nossa cultura. Exaltamos uma agenda cheia e espremer tudo que precisamos fazer em um dia de trabalho de 8 horas, então claro, amamos a cafeína! A maioria das pessoas acorda e toma café logo de manhã, sentem que não conseguem funcionar sem ele. A cafeína é estimulante, então ela tem a habilidade de aumentar seu nível de energia. Dependendo de quanto e quando você consome, ela pode ser um recurso útil para te deixar mais alerta, mas cuidado. Consumir demais pode dar nervosismo e até insônia. Então, aproveite com moderação antes do horário mais agitado do seu dia. Cuidado também com energéticos e refrigerantes. Eles são altos em açúcar e resultarão em uma queda que te deixará cansado e com fome.

A gordura e a energia

Se você sofrer com o sobrepeso, como 30% da população norte-americana, provavelmente passa boa parte do seu tempo se sentindo fatigado. Isso ocorre pois o peso extra no seu corpo, especialmente no seu abdômen, pressiona mais suas juntas. Isso torna difícil a atividade física e te deixa em risco de desenvolver artrite, apneia do sono e asma. Seu corpo usa uma grande parte da energia combatendo a dor e isso pode te deixar cansado. Quando se carrega uma barriga gorda, isso pressiona mais seus pulmões e seu coração, te deixando mais exausto. Controlar e manter seu peso pode te ajudar a recuperar sua energia e reduzir os riscos à saúde. Diminuir seu peso também foi relacionado à redução da depressão. Ela derruba sua energia e te proíbe de encontrar a motivação necessária para ter um estilo de vida saudável. Não só ficar mais saudável te dará uma barriga lisa e mais energia, mas também fará com que você seja uma pessoa mais feliz! Se o exercício não melhorar sua depressão, pense em conversar com seu médico.

O estresse e a energia

A redução do estresse contribui muito na queima de gordura. Quanto mais estresse você sentir, mais cortisol seu corpo produzirá. O hormônio do estresse te deixa com fome e cansado. Quando você cede às tentações, as calorias vão direto para a sua barriga, quadril e coxas, Diminuir seu nível de estresse pode parecer difícil e possivelmente intimidante, mas assim que você começar uma rotina de práticas de relaxamento, descobrirá que sua energia aumenta e as funções gerais do seu corpo melhoram. A meditação é uma prática popular por todo o mundo e conhecida por reduzir o nível de estresse. Algumas pessoas usam o exercício como um tipo de meditação em movimento, mas há diversas outras maneiras de viver uma vida sem estresse. Conforme você começa a implementar uma dieta saudável e exercícios na sua vida, inclua também estratégias de relaxamento. Afinal de contas, se tornar a pessoa que você quer ser deve ser uma experiência positiva, não uma estressante.

Capítulo 4: como seu corpo muda

Sua nova anatomia

Agora que você entende as calorias, gordura e energia, é hora de se preparar para as mudanças pelas quais passará assim que implementar uma dieta saudável e uma rotina de exercícios. O básico da perda de peso nos diz que, se consumirmos menos calorias, nossa necessidade calórica diminuirá, junto com nosso corpo. Parece simples, mas há inúmeros elementos a se considerar na perda de peso. Assim que entrar no impulso da sua nova rotina fitness, você pode não ver ou se sentir emagrecer, porque a perda de peso começa em um nível molecular. Conforme você come alimentos saudáveis e se exercita, suas células de gordura começam a encolher. A gordura que foi armazenada nessas células finalmente consegue servir seu propósito, como energia, que será utilizada para mover seu corpo. A gordura que ficava sobrando na sua barriga agora foi decomposta em seus elementos finais, que são dióxido de carbono e água. A maior parte da gordura que você perderá sairá do seu corpo pelo seu sistema respiratório. Isso mesmo. Você está exalando a gordura para fora do seu corpo. O que não sair pelas suas narinas sairá do seu corpo por meio do suor, urina e outros fluidos corporais.

Infelizmente, suas células de gordura permanecerão onde estiverem. Lembre-se que falamos sobre ter inúmeras delas? Como humanos, nossos corpos foram criados para temerem o pior, como morrer de fome. Então, precisamo enganar nossos corpos com dietas e exercícios para impedir que essas células se encham novamente.

O peso da água

Nossos corpos acumulam água naturalmente, mas comer bem permitirá que essa água seja descarregada de forma rápida relativamente. Você perderá gordura, mas primeiro vai perder o peso da água. Independente de qual dieta você escolher, o peso da água sempre será a primeira coisa a sair do seu corpo. Perder água, na verdade, é o que proporciona uma perda substancial de peso bem depois de você começar seu novo estilo de vida. Depois de perder toda aquela água, o número apontado na balança costuma se estabilizar. Mas não deixe que isso acabe com sua motivação. Livrar-se do peso da água é o primeiro passo para perder a gordura da barriga. Assim que a água sumir, seu corpo inicia o processo de queimar a gordura das suas reservas, como as que estão no seu abdômen.

Os desafios previstos

Lembre-se que com qualquer experiência de perda de peso, você está constantemente lutando contra o seu corpo. Ele biologicamente não quer que você perda peso, porque acha que você precisa de gordura para sobreviver, caso fique sem se alimentar. Seu corpo notará que você está comendo menos e liberará substâncias químicas que te deixarão com fome. Para combater isso, coma muitos alimentos cheios de fibras e proteínas, para te abastecer. Junto com o peso da água e a gordura, você perderá tecidos musculares, o que é o contrário do que queremos. Manter uma rotina de exercícios é crucial para conquistar uma barriga lisa e um estilo de vida saudável.

Os pontos positivos para se animar

Conforme passa por esse processo, você pode sentir que seu corpo tem uma mente própria. Mas se ajustar ao seu novo estilo de vida não será tão ruim. Há vários efeitos colaterais positivos para se animar. Antes de tudo, você se sentirá melhor. Sua nova dieta te dará energia o bastante para manter sua rotina de exercícios, o que também deve te deixar mais energizado. Diga adeus à sensação constante de exaustão. Assim que seu corpo se livrar dos quilinhos extra, seu consumo de oxigênio será mais eficiente, fazendo com que subir as escadas sem perder o fôlego fique muito mais fácil.

Você pode descobrir que se lembra melhor das coisas. Estudos mostram que os indivíduos que implementaram um plano de perda de peso costumam lembrar de informações melhor do que as pessoas que têm hábitos alimentares não saudáveis. Isso se deve ao fato de que, quando se tem um estilo de vida mais saudável, o cérebro usa mais energia para criar memórias e menos para se recordar, fazendo com que a sua função de memória decole.

Seu risco de ter câncer ou outras doenças relacionadas ao peso diminuirá. Isso ocorre porque seu corpo não precisa gastar energia em coisas simples, como se mover ou se cansar. Com todo esse tempo e vitalidade extra, ele se esforçará mais em deixar suas células saudáveis e seus sistemas funcionando adequadamente.

Os alimentos podem começar a ter um gosto diferente. Alguns estudos mostram que, depois que os indivíduos perdem uma quantidade significativa de peso, as comidas das quais gostavam, como fast foods ou alimentos muito processados, começam a ter um gosto insípido e de estragado. Isso os faz buscar alimentos que impulsionam a energia e os mantêm na dieta.

Você pode dormir melhor. Todos sabem que uma dieta saudável e um plano de exercícios podem te proporcionar um sono mais repousante. Já que seu peso diminui, especialmente sua barriga, você verá uma mudança significativa na qualidade do sono. Ainda mais se sofrer de doenças como a fadiga diurna, insônia ou apneia do sono. Também verá que não ronca mais, o que cria um ambiente melhor para você e seu ou sua parceiro(a) dormirem.

Você ficará mais feliz. Completar uma meta, seja de qualquer tipo, é motivo para celebrar, mas assim que você atingir sua meta de saúde e de fitness, verá que ficará mais feliz do que nunca. Há uma grande correlação entre um corpo saudável e uma mente feliz. Com mais energia da sua dieta e mais confiança da sua cintura magra, pode ser impossível tirar o sorriso do seu rosto. Na verdade, cientistas ligaram a perda de peso à redução da depressão. Infelizmente, perder peso não resolverá tudo. 10% dos indivíduos que estavam deprimidos antes de perderem peso ficaram igualmente deprimidos depois de perderem 45 quilos. Isso se deve a causas subjacentes que devem ser tratadas com seu médico.

Capítulo 5: O que NÃO comer

Por que uma dieta saudável importa

Agora que já sabe o que esperar, vamos direto ao assunto e determinar o que deve ser eliminado da sua dieta. Mesmo com uma rotina detalhada de exercícios, comer alimentos que não são saudáveis te impedirá de atingir sua meta de uma barriga lisa. A regra diz que 20% da barriga de tanquinho que você sonha será criado na academia, enquanto que os outros 80% são feitos na cozinha. Você se surpreenderia com o tamanho do impacto que comidas que não são saudáveis têm na sua barriga. Descobrirá que sua nova dieta fica mais fácil com o tempo. Leva 21 dias para formar um hábito e 21 dias para quebrá-lo. Você pode matar dois coelhos com uma cajadada só ao se comprometer a comer bem por três semanas. Depois que elas passarem, descobrirá que seu estilo de vida saudável criou raízes. Ficar longe de alimentos que te fazem ganhar peso pode parecer difícil no começo, mas assim que você começar a ver os resultados, nada vai te impedir!

Gorduras trans

As gorduras trans provavelmente são familiares para você. Não faz muito tempo que a imprensa expôs a verdade: não são saudáveis. O governo até aprovou uma proposta de lei as julgando como perigosas para uso em alimentos. Em um mundo perfeito, todos os nossos alimentos não teriam gorduras trans hoje, mas infelizmente esse não é o caso. Já que a epidemia está tão arraigada, levará mais de dois anos para todos os alimentos ficarem livres dessa substância. Ela gosta de se instalar na sua barriga e nos seus vasos sanguíneos. É importante prestar atenção no que os rótulos de alimentos dizem, porque nunca se sabe. As gorduras trans são fabricadas ao injetar hidrogênio em gorduras insaturadas como o óleo vegetal. Elas têm um mau hábito de diminuir o nível de colesterol bom e aumentar o de colesterol ruim, trazendo um risco de ataques cardíacos, derrames, inflamação e resistência à insulina. Esse tipo de gordura pode ser encontrado na maioria dos alimentos embalados, como salgadinhos de batata frita, bolachas, biscoitos, bolos, fast foods, margarina e patês. A carne vermelha também contém gorduras trans naturais, que são produzidas quando as bactérias nos estômagos de animais que digerem grama; então lembre-se de escolher as fontes magras de proteína, como frango sem pele e peixes. É importante ler rótulos ao comprar comidas processadas ou evitá-las completamente. Você pode substituir seus alimentos favoritos repletos de gorduras trans por opções não processadas e baseadas em plantas.

Álcool

Quase todos aproveitam a oportunidade de beber depois do trabalho ou ao enfrentar um compromisso social obrigatório, mas você sabia que a cervejinha de vez em quando pode ser o motivo da sua barriga não dar uma trégua? O álcool pode ter pequenos benefícios à saúde, como quando se tem um resfriado, mas consumir grandes quantidades pode ter um efeito adverso na sua perda de peso. O álcool é um dos principais fatores que contribuem para a gordura na barriga. Estudos observacionais sugerem que consumir mais álcool do que o necessário leva a um aumento no excesso de peso ao redor do abdômen. Esse fenômeno também é conhecido como "barriga de cerveja". Sem falar do fato de que o álcool desidrata seu corpo, te deixando molenga e com fome. Você não precisa desistir completamente do álcool, mas cortar um pouco seu consumo reduzirá significativamente sua cintura.

Laticínios

É espantoso pensar na quantidade de produtos que consumimos que contêm derivados do leite. Cozinhamos com eles, ps colocamos no nosso cereal e até no café. É louco imaginar como seria a vida sem os laticínios, mas mais de 70% dos norte-americanos são intolerantes à lactose. Esse distúrbio basicamente significa que você não tem a enzima necessária para decompor e digerir a lactose. Isso leva ao inchaço, gases e à dor de estômago. A intolerância à lactose pode ser leve ou severa. Já que ela causa um acúmulo de gases naturais no estômago, muito provavelmente você se sentirá e parecerá inchado. Se suspeitar que têm intolerância à lactose, tente cortar os derivados do leite por uma semana e veja se notará mudanças. Sempre consulte seu médico antes de fazer uma grande mudança na dieta. Se você não tiver intolerância à lactose, você deve evitar laticínios que dizem ser livres de gordura ou baixos em gordura. O método de processamento costumava fazer esses produtos parecerem mais saudáveis, mas eles na verdade removem as gorduras saudáveis e as substituem por açúcar e sódio. Lembre-se, seu corpo precisa de gorduras saudáveis para sobreviver. Você deve eliminar as gorduras processadas e não saudáveis para obter uma barriga magra. É possível fazer isso ao escolher opções de laticínios mais saudáveis, como o queijo cottage e o iogurte grego.

Refrigerantes

Não há nada mais refrescante que uma coca-cola geladinha no calor do verão... menos para o corpo perfeito. Os refrigerantes estão em todos os lugares que vemos, desde o mercado até o McDonald's. É difícil dizer não a essa bebida doce, mas o consumo de refrigerantes é outra das principais causas da gordura da barriga. São repletos de açúcar e calorias vazias que contribuem ao excesso de peso. Estudos mostram que o consumo de nada além de refrigerantes leva ao acúmulo de gordura visceral no seu abdômen. Seu corpo luta para queimar esse açúcar, então ao invés disso, ele é armazenado nas suas células de gordura. É razoável presumir que os refrigerantes diet seriam uma alternativa melhor. A palavra "diet" está no nome e contém 0 calorias, mas a verdade é que eles são cheios de adoçantes artificiais, como aspartame, sacarina, sucralose ou um adoçante herbal chamado de Stevia. Eles podem ser cinco vezes mais doces que o açúcar. Então não se engane ao pensar que há uma opção mais saudável de refrigerantes no mercado. Sempre leia os rótulos de qualquer alimento embalado que comprar, para se certificar de que você sabe o que estará consumindo. Cortar os refrigerantes tem diversos benefícios para a saúde, como o fortalecimento dos dentes, a diminuição do açúcar no sangue e o emagrecimento da barriga.

Produtos de panificação processados

Todos somos culpados de chegar no supermercado ou na mercearia e sermos tentados por aqueles produtos empacotados deliciosos que estão espalhados pelas prateleiras. A verdade, infelizmente, é que bolos doces, rosquinhas e bolinhos são cheios de açúcar e calorias. Junte isso com praticamente nenhuma fibra e você tem algo que contribui à gordura na barriga. Isso vale para os "pães doces fresquinhos" e bolinhos Ana Maria no mercado também. Não só estão cheios de açúcares indesejados; também contêm conservantes que os permitem ter um prazo de validade mais longo. Eles podem literalmente ficar na prateleira por meses até alguém comprá-los. Você consegue imaginar por quanto tempo ficam no seu corpo? Dê uma mãozinha para si mesmo quando estiver com vontade desses doces e coma uma fruta.

Comidas fritas

Com um pedaço de restaurantes de fast food em todas as cidades do país, é fácil ver por que a população consome tanta fritura. O fast food se tornou rapidamente uma alternativa barata a cozinhar toda noite. Com a maioria dos adultos trabalhando no período integral, pedir um lanche para o jantar parece ser um tiro certeiro. É verdade quando dizem que você recebe o que pede. Fast foods contêm muita pouca fibra e muitos carboidratos, fazendo com que seja difícil digeri-las. Esse tipo de comida tipicamente é alta em calorias, com quase nenhum valor nutricional. Se você juntar o hábito de comer fast foods várias vezes por semana e um estilo de vida sedentário, corre o risco de ganhar peso e todos os problemas de saúde que vêm junto. A maioria das frituras começam congeladas e altamente processadas. Isso significa que contêm uma grande quantidade de gorduras saturadas. Mesmo algumas das opções mais saudáveis listadas no cardápio, como saladas, podem ter até 2.000 calorias. Essa quantidade é o consumo calórico diário para algumas pessoas. Você precisa tomar cuidado com adicionais que não são saudáveis, como molhos, croutons e cebola frita.

Farinha branca e arroz branco

A farinha branca está em quase todos os alimentos listados acima. A farinha branca, o arroz branco e outros grãos refinados foram altamente processados. Os fabricantes tiram o revestimento marrom desses alimentos, removendo assim a maior parte das fibras. Seu corpo digere esses ingredientes refinados muito rapidamente, te deixando com sono e sem motivação. Os carboidratos brancos foram refinados, o que significa que foram processados e trocaram a maioria das fibras por açúcares de carboidratos. Isso os faz serem rapidamente digeridos pelo corpo e armazenados como gordura. Troque seus carboidratos brancos por opções integrais, como pão integral, arroz integral ou quinoa. Cortar os carboidratos brancos é uma ótima forma de cortar a gordura da sua barriga.

Açúcar e adoçante refinados

O açúcar refinado e os adoçantes aumentam os níveis de insulina no corpo. Quando aumentam, eles promovem o armazenamento de gordura. Você pode encontrar adoçantes e açúcares refinados em quase todos os alimentos embalados e talvez até na sua despensa. Isso mesmo, até o açúcar branco que usamos para cozinhar te faz mal! O xarope de milho, alto em frutose, é outro culpado que te ajudará a acumular aqueles quilinhos. Alternativas mais saudáveis incluem pequenas quantidades de xarope de bordo e mel de verdade.

Sucos de fruta

As pessoas costumam não conseguir diferenciar entre as calorias que comem e as que bebem. A maioria das pessoas foi ensinada que suco de fruta é bom, quando na verdade não é. Ele é cheio de (acertou) açúcar e todos sabemos que o açúcar em excesso é armazenado como gordura dentro das nossas células adiposas, especialmente as da barriga.

Batata

Sabia que comer uma batata assada é o mesmo que comer uma colher de açúcar? A batata é cheia de calorias vazias e é digerida rapidamente. Isso significa que você ficará com fome e pronto para comer mais bem antes da hora!

Pizza

Mesmo que todos no mundo amem pizza, você precisa se perguntar o que a pizza contém. A resposta é: uma massa processada e refinada com carnes processadas, cheia de calorias vazias e um toque de lactose alta em gordura por cima. A pizza é cheia de gorduras saturadas, carboidratos e sódio. Não se preocupe; você não precisa desistir da pizza para sempre. Há inúmeras alternativas saudáveis para a pizza tradicional, que são igualmente deliciosas.

Sabedoria para se ter em mente

Não deixe essa longa lista de proibições te desanimar. É importante pensar nos seus hábitos alimentares para poder mudá-los. Preste atenção em como e o que você come ao longo do dia e monitore seus desejos. Aprenda a identificar os gatilhos que te fazem querer lanchar, seja por estresse ou por tédio. Você pode passar um dia escrevendo seus hábitos alimentares para monitorar as áreas onde houve um aprimoramento.

Ao encarar uma mudança no estilo de vida, como comer bem, tente recompensar seus pensamentos. Não pense na comida como boa ou ruim. Questione-se se sua escolha alimentar ajudará a sua meta ou a impedirá, mas não tente ser perfeccionista. Lembre-se que devagar se vai ao longe, o mesmo vale para um estilo de vida mais saudável. Não se culpe por dar uns tropeços. Agarre a oportunidade de aprender com isso e continue no seu caminho até uma barriga magra. Se você exigir muito de si mesmo, muito provavelmente dará errado antes de sequer começar.

Por fim, planeje suas refeições. Tente evitar situações nas quais não tiver certeza de onde elas virão. Isso causa um senso de incerteza que torna fácil escolher algo ruim para você por conveniência. Preparar as refeições é uma ótima maneira de evitar esse problema. Você pode até descobrir que gosta de cozinhar alimentos deliciosos e nutritivos assim que pegar o jeito!

Capítulo 6: dieta saudável

Dietas a se considerar

A chave para comer uma dieta saudável é entender como diferentes alimentos afetam seu corpo. Agora que você está ciente de como o que você come é processado em energia ou gordura e como os alimentos processados te impactam negativamente, você pode começar a explorar opções mais saudáveis. Escolha alimentos dos quais você gosta e que te fazem bem. Há várias dietas por aí que incorporam comidas nutritivas de maneira direta. Elas incluem a Dieta Adkins, que é uma dieta baixa em carboidratos e de perda de peso rápido; e a dieta Paleo, que foca em alimentos integrais e não processados. Alguns pensam que comer uma dieta saudável é uma tarefa difícil, mas a melhor maneira de ver isso é como uma oportunidade criativa de ficar mais magro e saudável!

Que alimentos comer

Você pode já ter percebido pelas informações acima, mas escolher alimentos integrais, que não foram processados, é a melhor escolha. Cuidado com coisas como o pacote, mesmo se ele disser que é um alimento que entra na dieta. Ter todos os nutrientes que você precisa também é importante. A lista abaixo fala sobre os alimentos que devem ser comidos para manter essa silhueta sensual!

- **Óleos vegetais** – azeite de oliva, óleo de abacate, de coco e de outras plantas
- **Laticínios** – queijo cottage, iogurte grego e leite
- **Carnes magras** – aves e peixes

- **Grãos integrais** – trigo integral, arroz integral, aveia cortada em aço e quinoa
- **Frutas integrais** – maçã, laranja, banana, toranja e outras que você gostar
- **Nozes** – nozes, castanha de caju, amêndoa e pecã
- **Sementes** – semente de girassol, chia e sementes de abóbora
- **Leguminosas** – grão-de-bico, feijão preto, feijão vermelho, lentilha e feijão roxo
- **Verduras e legumes** – Cenoura, pepino, abacate, tomate, aipo, abóbora, espinafre, couve, ervilha, cebola, couve-de-bruxelas, batata-doce, milho e pimentão.

Quanto se deve comer

Assim que você determinar seu consumo calórico diário, é hora de pensar sobre quanto se deve comer e o que deve consistir. Ficar nos grupos alimentares mencionados acima é o primeiro passo para suas refeições diárias, mas quanto de cada categoria deve ser consumido em 24 horas? Você quer ficar saciado depois de comer, mas não cheio e não quer ficar com fome. O equilíbrio está no meio. Uma boa regra é dividir seu prato em três seções. A maior deve ser reservada para as verduras e legumes. Os que estão frescos devem ser grande parte das suas refeições. A segunda seção maior deve ter grãos integrais e proteínas saudáveis. A seção menor deve conter frutas. Ao cozinhar uma refeição, pense em como você deve buscar fazer refeições coloridas, que oferecem muitas vitaminas e minerais. Tente evitar muito sal e açúcar e aproveitar os sabores naturais de uma dieta completa e saudável.

Evite comer demais

A parte mais significativa de se lembrar é criar uma estratégia para não comer demais. Para evitar isso, escolha porções menores e mastigue lentamente. Preste atenção na sensação do seu corpo enquanto você come, para que, quando estiver saciado, saberá quando parar. Elimine as distrações como TV e redes sociais durante as refeições para ajudar com a alimentação consciente.

Coma e prepare suas refeições em casa. O mesmo vale para planejar sua refeição, para não acabar sem uma opção saudável. Fast foods e restaurantes costumam ter porções maiores e mais calorias do que prepararíamos em casa.

Tome o café da manhã mesmo se não quiser. Pular essa refeição tem a reputação de ser uma boa forma de cortar calorias, mas esse não é o caso. Ter um café da manhã saudável é a melhor maneira de nivelar sua glicose e iniciar seu metabolismo. Além disso, quando você não toma o café da manhã, terá ainda mais fome no meio do dia, o que te fará comer demais.

Uma mentalidade para a alimentação saudável

Em vez de só focar nos alimentos que você deve ou não comer, foque no motivo pelo qual quer perder peso. Desenvolva um mantra que relate sua decisão de ficar mais saudável e mais magro e incorpore esse pensamento para construir hábitos saudáveis. Tenha compaixão e seja gentil com si próprio, mesmo se não sentir que fez um bom trabalho. A negatividade te fará desistir e se render à delícia dos carboidratos e do açúcar. Diga para si mesmo que você quer comer alimentos saudáveis, não que precisa comê-los. Tome a decisão de pensar sobre o desejo de escolher ingredientes saudáveis por causa de como eles te fazem sentir.

Confie no seu corpo e preste atenção a o que ele está te dizendo. Você vai pegar um Cheetos quando na verdade quer descansar? Está com vontade de bolo de chocolate quando na verdade quer amor e afeição? Conforme você incorpora hábitos saudáveis, ensine a si mesmo a desacelerar e respirar. Assim que pegar um tempo para pausar e questionar esses sinais corporais, você começará e encontrar o real significado por trás deles. Isso abre portas para você realmente entender a melhor maneira de combater suas vontades e gatilhos.

Seja paciente. Colocar uma restrição de tempo nas suas metas de perda de peso só fará com que seja mais difícil atingi-las. Definir uma meta a longo prazo e circulá-la de vermelho no calendário é contraproducente. Faça com que cada dia seja uma oportunidade para ser melhor e fazer coisas melhores, vendo cada sucesso diário como algo do qual se orgulhar. Tentar controlar cada aspecto da sua mudança de estilo de vida só criará uma armadilhar para você fracassar. Você não ganhou todo esse peso em uma semana e não perderá ele todo em uma semana. Não coloque uma pressão desnecessária em si mesmo para desenvolver um estilo de vida rígido, que só vai te entediar e te tentar a sair desse caminho. Seja compreensível e mais importante ainda, se deixe levar.

Capítulo 7: preparo das refeições

Frango assado com mel e mostarda

Ingredientes:

- 1 colher de chá de manjericão seco
- 1/2 xícara de mel
- 1/2 xícara de mostarda preparada
- pimenta e sal a gosto
- 1 colher de chá de páprica
- 1/2 colher de chá de salsinha seca
- 6 peitos de frango sem pele nem osso

Como preparar:

1. Preaqueça o forno a 175 graus C (350 graus F).
2. Esfregue sal e pimenta nos peitos de frango e os coloque em uma forma de 22x33 que tenha sido untada.
3. Misture a salsinha, páprica, manjericão, mostarda e mel. ½ dessa mistura deve ser despejada e pincelada no frango.
4. Asse o frango por 30 minutos no forno. Vire ele quando dourar e pincele ele de novo com o resto da mistura de mel e mostarda.
5. Continue assando até dourar e ficar bem cozido.
6. Deixe esfriar por 10 minutos antes de servir.

Filé-mignon de porco com cozimento lento

Ingredientes:

- pimenta preta (moída na hora) a gosto
- 3 colheres de sopa de molho de soja
- 3 colheres de sopa de alho (cortado fino)
- 3/4 xícara de vinho tinto
- 1 xícara de água
- ½ kg de filé-mignon de porco
- envelope de 31 g de mistura desidratada para sopa de cebola

Como preparar:

1. Com a mistura para sopa de cebola, coloque a carne na panela elétrica de cozimento lento.
2. Despeja o molho de soja, a água e o vinho em cima. Vire a carne várias vezes para cobrir bem ela.
3. Espalhe o alho em cima da carne, tentando deixar a maioria em cima.
4. Acrescente a pimenta. Cozinhe tampada por 4 horas na potência baixa.
5. Acrescente um pouco do caldo ao servir.

Legumes assados

Ingredientes:

- 1 abóbora manteiga pequena
- 2 pimentões vermelhos
- 1 batata-doce
- 1 colher de sopa de tomilho fresco cortado
- pimenta preta (moída na hora) e sal a gosto
- 3 batatas Yukon Gold
- 1/4 xícara de azeite de oliva
- 2 colheres de sopa de alecrim fresco (cortado)
- 1 cebola roxa
- 2 colheres de sopa de vinagre balsâmico

Como preparar:

1. Preaqueça o forno a 245 graus C (475 graus F)
2. Descasque e corte os legumes em cubos.
3. Junte os pimentões, batatas, abóbora e batata-doce. Acrescente a cebola roxa, quebrando seus anéis em pedaços.
4. Combine o vinagre, alecrim, sal, pimenta e tomilho em uma tigela pequena. Acrescente nos legumes até ficarem cobertos. Depois, em uma forma com grelha, espalhe eles igualmente.
5. Asse de 35 a 40 minutos no forno, mexendo algumas vezes até dourarem e ficarem cozidos.

Tacos de peixe

Ingredientes:

- 1 ovo
- 1 xícara de cerveja
- 1 colher de chá de fermento
- 1/2 colher de chá de sal
- 2 colheres de sopa de amido de milho
- 1 xícara de farinha
- 1 limão (suco)
- 1/2 colher de chá de cominho (moído)
- 1 pimenta jalapeno (cortada pequena)
- 1/2 xícara de maionese
- ¼ de óleo para fritar
- 1/2 xícara de iogurte
- 1/2 colher de chá de orégano (seco)
- 1 colher de chá de alcaparra (cortadas finas)
- 1/2 colher de chá de endro (seco)
- 1 colher de chá de pimenta caiena (moída)
- 1/2 repolho médio (em tiras)
- 1 pacote de 340 g. de tortillas de milho
- 450 g. de filés de bacalhau, cortados em porções de 55 a 85 g.

Como preparar:

Massa de cerveja:

1. Misture o amido de milho, fermento, sal e farinha, depois acrescente a cerveja e o ovo. Acrescente a farinha, mexendo rapidamente. Tudo bem ficarem alguns caroços.

Molho branco:

1. Misture a maioneses e o iogurte. Adicione aos poucos o suco de limão— a consistência ficará líquida. Acrescente o endro, jalapeno, alcaparra, orégano, caiena e cominho.
2. Em uma panela funda, aqueça o óleo a 190 graus C (375 graus F).
3. Empane levemente os pedaços de peixe na farinha. Mergulhe eles na massa e frite até ficarem dourados e crocantes. Seque eles no papel toalha.
4. Frite levemente as tortillas, mas não a ponto de ficarem crocantes.
5. Em uma tortilla, acrescente o repolho e coloque o peixe em cima. Regue com o molho branco.

Sopa de lentilha

Ingredientes:

- 2 cenouras (em cubos)
- 2 xícaras de lentilhas secas
- 2 talos de aipo (cortados)
- 1/4 xícara de azeite de oliva
- 2 dentes de alho (bem cortados)
- 1 lata de 410 g. de tomates amassados
- 1 colher de chá de oréganos (seco)
- 2 colheres de sopa de vinagre
- 1 cebola (cortada)
- 1 folha de louro
- 1 colher de chá de manjericão (seco)
- 8 xícaras de água
- 1/2 xícara de espinafre (fatias finas)
- pimenta preta e sal a gosto

Como preparar:

1. Aqueça o azeite no fogo médio. Misture o aipo, cenouras e cebolas. Cozinhe até as cebolas ficarem transparentes.
2. Salteie o orégano, alho, manjericão e a folha de louro por alguns minutos.
3. Misture a lentilha, depois acrescente o tomate e a água. Deixe ferver.
4. Ferva levemente no fogo baixo por pelo menos uma hora.
5. Acrescente o espinafre, só o suficiente para murchar, depois sirva imediatamente.
6. Acrescente a pimenta, vinagre e sal a gosto.

Copinhos de bolo de carne de peru e legumes

Ingredientes:

- 450 g. de carne de peru (moída)
- 1 pimentão vermelho (cortado)
- 1 ovo
- 2 xícaras de abobrinha (cortadas)
- 1/2 xícara de cuscuz cru
- 1 1/2 xícaras de cebola (cortada)
- 1/2 xícara de molho barbecue, ou o necessário
- 2 colheres de sopa de molho Worcestershire
- 1 colher de sopa de mostarda Dijon

Como preparar:

1. Preaqueça o forno a 200 graus C (400 graus F)
2. Unte 20 copinhos de muffin com spray de cozinha.
3. Coloque a abobrinha, o pimentão e as cebolas no processador. Bata até ficarem bem cortados mas NÃO líquidos. Coloque isso em uma tigela e acrescente o cuscuz, o ovo, o molho Worcestershire, o peru e a mostarda. Misture bem.
4. Coloque com uma colher a massa de bolo de carne em cada copinho de muffin, enchendo cerca de ¾. Coloque uma colher de chá de molho barbecue em cima.
5. Asse por cerca de 20 minutos ou até os líquidos ficarem claros.
6. Deixe esfriar por 5 minutos antes de servir.

Canja de galinha da vovó

Ingredientes:

- 2 1/2 xícaras de macarrão parafuso
- 3 xícaras de frango cozido (em cubos)
- 12 xícaras de caldo de galinha
- 1 colher de chá de óleo vegetal
- 1 colher de chá de tempero para aves
- 1 1/2 colheres de sopa de sal
- 1/4 xícara de água
- 1 xícara de aipo (cortado)
- 1 xícara de cebola (cortada)
- 1/3 xícara de amido de milho

Como preparar:

1. Prepare uma panela com água e um pouco de sal; deixe ferver.
2. Acrescente o óleo e o macarrão. Deixe cozinhar até ficar macio. Escorra e enxague na água fria corrente.
3. Misture o sal, o tempero para aves e o caldo em uma panela grande. Deixe ferver. Acrescente a cebola e o aipo. Tampe e deixe ferver no fogo baixo por 15 minutos.
4. Misture a água e o amido de milho em uma tigela pequena até o amido se dissolver.
5. Mexendo sempre a sopa, acrescente o amido de milho. Acrescente o frango e o macarrão. Cozinhe até ficarem quentes.

Macarrão com frango e aspargos

Ingredientes:

- 1 pacote de 450 g. de macarrão penne
- 2 peitos de frango, sem pele nem osso (em cubos)
- 1 dente de alho (cortado fino)
- 1 punhado de aspargos (cortados na diagonal)
- 5 colheres de sopa de azeite de oliva (divididas)
- 1/4 xícara de queijo parmesão
- 1/2 xícara de caldo de galinha baixo em sódio
- Pimenta, alho em pó e sal a gosto

Como preparar:

1. Prepare uma panela grande com água e um pouco de sal; deixe ferver.
2. Acrescente o penne e cozinhe até ele ficar macio, mas também firme para morder (cerca de 5 a 8 minutos). Escorra e reserve.
3. Em uma frigideira grande, aqueça 3 colheres de sopa de azeite de oliva no fogo de médio para alto. Acrescente o frango. Tempere com pimenta, alho em pó e sal. Cozinhe até o frango dourar e ficar bem cozido. Reserve, secando o azeite com papel toalha.
4. Coloque o caldo de galinha na frigideira. Acrescente o alho, aspargos, sal, pimenta e alho em pó. Tampe e cozinhe até o aspargo ficar macio, cerca de 6 a 8 minutos. Volte o frango na frigideira. Cozinhe até ficar aquecido.
5. Junte o molho com o macarrão. Deixe esfriar por 5 minutos antes de servir. Acrescente 2 colheres de sopa de azeite de oliva e complete com queijo parmesão.

Macarrão com frango grego

Ingredientes:

- 450 g. de peito de frango, sem pele nem osso (em cubos)
- 1/2 xícara de cebola roxa (cortada)
- 1 lata de 395 g. de coração de alcachofra marinado (escorrido e cortado)
- 1 pacote de 450 g. de macarrão linguine
- 1 colher de sopa de azeite de oliva
- 2 dentes de alho (amassados)
- 2 limões para finalizar (em fatias)
- 2 colheres de sopa de suco de limão
- 1 tomate grande (cortado)
- 2 colher de chá de orégano (seco)
- 1/2 xícara de queijo feta (despedaçado)
- 3 colheres de sopa de manjericão fresco (cortado)
- pimenta e sal a gosto

Como preparar:

1. Prepare uma panela grande com água e um pouco de sal; deixe ferver.
2. Acrescente o linguine e cozinhe até ficar macio, mas também firme para morder (cerca de 5 a 8 minutos). Escorra e reserve.
3. Em uma frigideira grande, aqueça o azeite de oliva no fogo de médio para alto. Salteie alho e cebola até soltarem um aroma. Acrescente o frango, cozinhando até os líquidos ficarem claros e o frango ficar bem cozido e dourado.
4. Deixe o fogo de médio para baixo. Acrescente o macarrão cozido, a alcachofra, tomate, orégano, suco de limão, manjericão e queijo feta. Cozinhe até ficarem aquecidos.
5. Tire do fogo, temperando com sal e pimenta. Finalize com fatias de limão.

Chili de feijão preto

Ingredientes:

- 450 g. de peru (moído)
- 1 cebola (em cubos)
- 1 colher de sopa de óleo vegetal
- 1 lata de 410 g. de tomate amassado
- 3 latas de 425 g. de feijão preto (com a água)
- 2 dentes de alho (cortado fino)
- 1 1/2 colher de sopa de chili em pó
- 1 colher de sopa de orégano (seco)
- 1 colher de sopa de folhas de manjericão (secas)
- 1 colher de sopa de vinagre de vinho tinto

Como preparar:

1. Em uma panela grande, aqueça o óleo no fogo médio.
2. Salteie o alho e a cebola, cozinhando até a cebola ficar transparente.
3. Acrescente o peru, salteie até ficar bem cozido e dourado.
4. Adicione o tomate, feijão, orégano, chili em pó, vinagre e manjericão.
5. Tampe e deixe ferver no fogo baixo por 1 hora ou mais, até os sabores se misturarem.

Pizza de pita com feta e espinafre

Ingredientes:

- 4 cogumelos frescos (fatiados)
- 6 pães pita integrais de 15 centímetros
- 2 tomates Roma (para molho) (cortados)
- 1 pote de 170 g. de pesto de tomate seco
- 1 punhado de espinafre (cortado)
- 2 colheres de sopa de queijo parmesão (ralado)
- 3 colheres de sopa de azeite de oliva
- 1/2 xícara de queijo feta (despedaçado)
- pimenta preta moída a gosto

Como preparar:

1. Preaqueça o forno a 175 graus C (350 graus F).
2. Espalhe o pesto de tomate em cada lado do pão pita. Coloque os pães em uma forma, o lado com pesto para cima.
3. Finalize os pitas com cogumelos, espinafre, tomate, queijo parmesão e feta. Regue com azeite de oliva e salpique pimenta.
4. Asse no forno até o pão ficar crocante. Corte em quatro.

Abobrinhas e batatas assadas

Ingredientes:

- 4 batatas médias, (descascadas e cortadas em pedaços grandes)
- 2 abobrinhas médias (cortadas em pedaços grandes)
- 1 pimentão vermelho médio (cortado)
- 1 dente de alho (cortado)
- 1/2 xícara de migalhas de pão secas
- 1/4 xícara de azeite de oliva
- pimenta preta moída e sal a gosto
- páprica a gosto

Como preparar:

1. Preaqueça o forno a 200 graus C (400 graus F).
2. Junte a batata, pimentão, abobrinha, migalhas de pão, azeite de oliva e alho. Tempere com pimenta, sal e páprica.
3. Asse no forno por uma hora. Mexa de vez em quando até a batata dourar e ficar macia.

Tabule de quinoa

Ingredientes:

- 2 xícaras de água
- 1 xícara de quinoa
- 2 cenouras (raladas)
- 1 pepino (em cubos)
- 3 tomates (em cubos)
- 1 xícara de manjericão fresco (cortado)
- 2 punhados de cebolinha (cortada)
- 1/4 xícara de azeite de oliva
- 1/2 colher de chá de sal marinho
- 1/4 xícara de suco de limão
- 1 pitada de sal

Como preparar:

1. Em uma panela funda, ferva a água. Acrescente uma pitada de sal e a quinoa. Deixe o fogo no baixo, tampe e deixe ferver por 15 minutos. Deixe esfriar e mexa com um garfo.
2. Junte o sal marinho, azeite de oliva, pepino, tomate, suco de limão, cebolinha, manjericão e cenoura em uma tigela grande. Acrescente a quinoa fria.

Capítulo 8: o que beber

Como as bebidas podem te ajudar a perder peso?

Comer alimentos saudáveis e se exercitar são dois dos aspectos mais essenciais para ter uma barriga lisa, mas você pode dar mais um empurrãozinho ao combinar isso com hábitos saudáveis de bebidas. Algumas vêm com diversos benefícios para a saúde, que podem te fazer parecer e se sentir uma pessoa completamente nova. Nenhuma das bebidas listadas abaixo são processadas nem têm muito açúcar. Como sempre, a abordagem mais natural é a mais benéfica quando se trata das suas metas fitness. Quer a bebida impulsione seu metabolismo ou te deixe perder peso da água, você deve pensar em acrescentá-la no seu novo estilo de vida!

Água

A água pode ser a bebida mais importante a se consumir, não só quando se trata de conquistar o corpo perfeito, mas o tempo todo. Ela ajuda seu corpo a funcionar adequadamente, hidratando seus órgãos em um nível molecular. Sem ela, seu corpo não funciona adequadamente. Ficar desidratado pode deixar seu corpo estressado e afetar quanta gordura você queima, ao desacelerar seu metabolismo para salvar energia. A água também suprime naturalmente o apetite. Como você sabe, quando o estômago está cheio ele manda uma mensagem ao cérebro, dizendo que você não está com fome.

Quando se bebe água, ela ocupa espaço na sua barriga, te deixando saciado com nenhuma das calorias. Às vezes seu corpo pode te dizer que está com fome quando você na verdade está com sede. Se estiver com fome logo depois de uma refeição, ou quando souber que não deveria estar esfomeado, beber água deve resolver.

Como já mencionamos, a água pode ajudar o corpo a queimar calorias ao impulsionar seu metabolismo. Um estudo mostra que quem bebeu 500 ml de água fria ou em temperatura ambiente queimou 3% mais calorias do que normalmente queimariam 2 horas depois de beberem a água. Especialmente quem bebe água gelada, já que seu corpo queima calorias para aquecer a água na temperatura do corpo.

Ficar hidratado garante que seu corpo possa remover resíduos de forma eficaz. A água permite que seus rins expulsem toxinas enquanto seguram eletrólitos e nutrientes. Se o corpo estiver desidratado, então os rins retêm fluidos para tentar se reidratar. Quando você não bebe água o suficiente, poderá ficar constipado, o que te deixa inchado e cheio. Isso pode acrescentar de 2,5 a 7 centímetros na sua cintura. Beber muita água também pode evitar que você junte cintura e acrescente quilos extras na sua barriga.

Chá verde

O chá verde ficou muito popular na comunidade da saúde nos últimos anos e por um bom motivo. Essa bebida miraculosa contém um número alto de antioxidantes conhecidos como catequinas. As catequinas reidratam rapidamente o corpo enquanto queimam aquela gordura teimosa da barriga. Elas fazem isso aumentando a liberação de gordura das células adiposas, enquanto ainda aumentam o potencial de queima de gordura do fígado. O chá verde também tem propriedades anti-inflamatórias. Se for ingerido regularmente, ele pode diminuir a inflamação na barriga e parar o ganho lento de peso. Vários estudos concluíram que beber chá verde regularmente podem ajudar a diminuir a barriga e impulsionar o sistema imunológico.

Vinagre de maçã

Mesmo que seu cheiro não seja nada apetitoso, o vinagre de maçã na verdade é conhecido por sua possibilidade de ajudar na perda de peso e nas metas fitness. Ele age como um estimulante da bile e permite que o nível do pH no revestimento do seu estômago fique equilibrado. Essa bebida incomum pode diminuir o apetite e ajudar na remoção de resíduos do seu corpo. Tente misturar água morna com uma colher cheia de vinagre de maçã e beba logo de manhã, com o estômago vazio, para ver os resultados incríveis.

Chá de hortelã

O chá de hortelã não é apenas uma bebida refrescante de verão, mas também uma ferramenta que vem a calhar na perda de peso. Beber esse chá certifica que seu corpo esteja digerindo os alimentos de forma rápida e eficiente. Ele ajuda a aliviar o inchaço, que está ligado ao acúmulo de gordura na área abdominal. O inchaço pode ser causado por alimentos que não são digeridos adequadamente, o que o chá de hortelã previne. Ele também previne e reduz a azia, ajuda no sono e deixa sua pele incrível. Tente incorporar o chá de hortelã na sua rotina para dar um impulso no seu bem-estar geral!

Canela

Como você sabe, comer alimentos picantes pode aumentar o metabolismo, porque fazem a temperatura do corpo aumentar. Esse processo é chamado de termogênese, que é como suas células criam energia a partir do que comemos e a transforma em calor. O mesmo acontece quando ingerimos canela. Os antioxidantes nessa especiaria milagrosa têm propriedades anti-inflamatórias, que ajudam a diminuir a gordura na barriga na forma de inchaço e constipação. Você pode colocar canela em uma garrafa de água para deixá-la mais saborosa ou pode bebê-la junto com café. Seja como for, a canela é uma forma saborosa de manter sua dieta prosseguindo na direção de uma barriga lisa perfeita.

Café

Alguns de vocês podem ficar aliviados ao descobrir essa bebida essencial. Se você não consegue funcionar sem seu cafezinho logo de manhã, então está com sorte. Sabe-se que o café preto oferece uma longa lista de benefícios à saúde, que parte do seu conteúdo de cafeína. Esses benefícios incluem ajudar na perda de peso ao converter a gordura em energia. Se você quiser dar uma mudada, sabe-se que o café verde aumenta a perda de gordura ainda mais que seu irmão negro. O café verde é um grão de café que não foi torrado. Ele tem especialmente ácido clorogênico, que faz o metabolismo aumentar e trata seu corpo com uma dose saudável de antioxidantes. O truque para deixar o café ajudar na sua dieta é manter o açúcar e o creme longe dele. Mesmo que sejam saborosos, esses adicionais são altos em calorias e gordura, que influenciam diretamente a habilidade do café de reduzir a gordura da barriga.

Capítulo 9: trabalhando com seu metabolismo

O que é o metabolismo?

A definição de metabolismo no dicionário diz que é o processo químico que ocorre dentro de todos os organismos vivos para manter a vida. Em outras palavras, ele é como nossos corpos convertem comida em energia. Durante esse processo bioquímico, as calorias se juntam ao oxigênio para liberarem a energia que precisamos para nossas vidas cotidianas. Há duas funções diferentes do metabolismo: catabolismo e anabolismo. O primeiro é definido como a liberação de energia de calorias e o último é definido como a criação e armazenamento de energia a partir de calorias. Todos os aspectos do metabolismo são controlados pelo sistema endócrino, que toma conta de inúmeras funções do corpo, como a regulação do humor, funções reprodutivas e o crescimento de tecidos de células. Mesmo que não seja possível controlar completamente seu metabolismo, é possível influenciá-lo usando três métodos fundamentais: o que comemos, a quantidade que comemos e quantos exercícios fazemos todos os dias.

Todos conhecemos alguém que parece poder comer o que quiser e nunca ganha nem um quilo. Normalmente relacionamos isso ao seu metabolismo rápido e o invejamos por ter tanta sorte, mas ter um metabolismo rápido na verdade é só um mito. Sua idade, gênero, dieta, níveis de atividade e genética determinam sua taxa metabólica. As chances de todos esses aspectos se alinharem perfeitamente para dar a alguém um corpo perfeito sem nenhum esforço não é realista. O segredo para o sucesso dessas pessoas não tem nada a ver com sorte e tem tudo a ver com seu equilíbrio.

As pessoas que parecem ter um metabolismo rápido provavelmente já são magras, altamente ativas e dormem muito bem de noite. Como a maioria das coisas, não há uma solução mágica para um metabolismo que te beneficiará. Leva atenção e dedicação treinar seu metabolismo para satisfazer suas necessidades e não trabalhar contra você. Não fique desencorajado. Com prática e tentativa e erro, você pode dobrar sua taxa metabólica muito rápido. Uma grande vantagem para entender seu metabolismo é que mudá-lo parece ser muito mais possível.

Idade e metabolismo

Você pode ter ouvido falar de como as pessoas não conseguem comer da mesma maneira de quando eram jovens. Alguém também pode ter te falado que seus hábitos alimentares afetarão seu metabolismo. Infelizmente, a idade tem um grande papel na sua taxa metabólica. Conforme você envelhece, seu metabolismo desacelera. Isso torna o ganho de peso mais fácil e é mais difícil perdê-lo. A atividade física costuma desacelerar conforme você envelhece, então a quantidade de energia queimada diminui. Quando seu nível de atividade diminui, o mesmo acontece com sua massa muscular, fazendo com que seu corpo precise de menos calorias para energia. Mesmo que você possa ficar menos ativo e queime calorias mais lentamente conforme envelhece, há vários passos que pode dar para impulsionar seu metabolismo e conseguir aquela barriga lisa.

Comer para impulsionar seu metabolismo

A maioria das dietas precisam que você conte calorias e monitore quantas come por dia. Com o metabolismo, a questão não é quanto se come, mas sim o quê. Simplesmente tomar café da manhã pode aumentar seu metabolismo por um curto espaço de tempo. Isso ocorre por causa do efeito térmico dos alimentos (ETA), que é causado pela energia extra necessária para absorver, digerir e processar os nutrientes dos alimentos. A melhor maneira de tirar vantagem desse processo é comer muitas proteínas. Porque elas causam o maior aumento no ETA. Ter uma dose saudável de proteína na sua refeição pode aumentar sua taxa metabólica até 15%. Quando se compara isso aos 2% das gorduras e 7% dos carboidratos, não há dúvidas que a proteína é a super-heroína de um forte metabolismo. Estudos mostram que os indivíduos comem 440 calorias a menos por dia quando 30% de suas dietas são compostas por proteínas. Isso ocorre porque a proteína te deixa saciado por mais tempo, tornando mais fácil manter seu déficit calórico. Consumir muitas carnes magras e proteínas de plantas permite que seu corpo combata a perda muscular. Então comer muitas proteínas é fundamental para quem estiver passando por uma grande perda de gordura, como você!

A proteína não é a única comida que devemos ter em mente para impulsionar seu metabolismo; alimentos picantes também podem aumentar a queima de gordura. Essas comidas, como a pimenta, contêm uma substância chamada de capsaicina. Ela é um composto usado para produzir a sensação de ardor quando consumimos alimentos picantes. Mesmo que a capsaicina seja um sinal biológico para dissuadir os mamíferos, incluindo os humanos, ela é ótima para aumentar a taxa metabólica no repouso. Estudos mostram que comer pimenta em doses suportáveis pode fazer o corpo queimar até 10 calorias extra por refeição. Mesmo que você não possa depender só das comidas picantes para perder peso, junto com outras práticas para impulsionar o metabolismo elas podem ser uma vantagem na perda de peso.

Enquanto você está no processo de adicionar comidas ricas em proteínas e pimentas na sua dieta, pense em quantas vezes no dia você gostaria de comer. As tradicionais três refeições por dia podem segurar seu potencial metabólico. Quando se come grandes quantidades em um longo espaço de tempo, seu metabolismo desacelera para preservar sua energia. Comer um lanche ou uma refeição pequena a cada 3 ou 4 horas permitirá que seu metabolismo se agilize e queime mais calorias do que se você só tomasse o café da manhã, almoço e jantar. Estudos mostram que as pessoas que comem lanches frequentemente têm menos fome e comem menos nas refeições. Comer mais frequentemente costuma ter um impacto positivo em mais do que só cortar calorias. Lanches saudáveis na verdade podem estabilizar seu nível de açúcar no sangue. Refeições menores têm menos glicose do que as maiores. Isso faz o açúcar no sangue subir em uma taxa muito menor, mantendo os níveis de cortisol baixos e a fome controlada. Esse tipo de dieta é especialmente benéfico para quem sofre de diabete ou hipoglicemia. É importante lembrar de comer lanches saudáveis, mesmo se forem pequenos.

Beber para impulsionar seu metabolismo

A comida não são a única coisa útil que pode influenciar seu metabolismo! Discutimos a importância de cortar bebidas com açúcar da sua dieta, por causa das calorias em excesso. Essas calorias vazias também afetam sua taxa metabólica simplesmente ao aumentarem o número de calorias que você consome no total. A solução direta é beber água. Ela não tem calorias e mantém seu corpo hidratado. Na verdade, beber água acelera seu metabolismo temporariamente e até mais se beber água fria. Pesquisas sugerem que beber meio litro de água pode aumentar sua taxa metabólica em repouso em até 20% por aproximadamente uma hora. Seu corpo precisará de ainda mais energia para aquecer a água na temperatura corporal, impulsionando assim a queima de gordura extra. Tente beber um copo de água antes da sua próxima refeição, para não ter fome. Estudos provam que indivíduos com sobrepeso que bebem água antes de comerem refeições perdem 40% mais peso do que quem não o faz. Pense na água como sua arma secreta para obter uma cintura fina.

Mesmo que beber água seja essencial para ter uma barriga lisa, há duas outras soluções para se hidratar e impulsionar seu metabolismo. A primeira seria beber o chá verde. Ele é baixo em calorias. Então bebê-lo é bem para a perda de peso e para manter o peso. O chá verde também é conhecido por converter a gordura em excesso armazenada no corpo para liberar ácidos graxos. Isso aumenta seu potencial de queima de gordura em até 15%. Ele na verdade pode aumentar sua taxa metabólica em 5%. O chá verde é uma ótima maneira de dar uma mudada na sua rotina de bebidas. Adicione um pouco de mel real e orgânico para satisfazer sua vontade e impulsione seu metabolismo ao mesmo tempo.

O café é a segunda solução para a rotina de água de sempre. A maioria de nós não consegue viver sem café, mas saiba que ele na verdade pode impulsionar seu metabolismo enquanto te dá um ânimo de manhã. O segredo desse líquido milagroso é a cafeína. A cafeína no café preto pode aumentar sua queima de gordura em 10%. Quanto mais peso perder, mais gordura será queimada ao beber café. Pesquisas sugerem que pessoas magras que beberam café aumentam em dobro o metabolismo do que de uma pessoa obesa. É um benefício atrás do outro!

Sono e metabolismo

Do mesmo modo que o estresse afeta suas metas de perda de peso, o mesmo acontece com seu sono. Quando seu corpo sofre pela falta de sono, ele aumenta o nível de cortisol. Isso envia sinais de fome ao seu cérebro, o que te faz sentir vontade de comidas para o seu conforto, como carboidratos e gorduras. A falta de sono tem sido conectada a um grande aumento da obesidade nos Estados Unidos. Fazer sua vontade crescer não é o único prejuízo de uma noite sem sono. Quando seu corpo está cansado, seu nível de açúcar no sangue e a resistência à insulina decolam, o que aumenta o risco de desenvolver diabete. O mais importante a se lembrar é ir para a cama. Descanse bem para seu corpo ficar em um ótimo estado para perder peso e emagrecer seu abdômen. Infelizmente, 8 horas de sono por noite nem sempre é realista. Da próxima vez que você não descansar bem de noite, lembre-se que seu corpo está estressado e você vai querer comer dez vezes mais para compensar.

Exercício e metabolismo

Você deve pensar na sua jornada para conseguir uma barriga lisa como uma balança de pratos (desculpe pelo trocadilho). De um lado temos sua dieta e do outro, sua rotina de exercícios. É necessária uma quantidade calculada dos dois lados para ter sucesso. Quando você pensar em influenciar seu metabolismo, use o mesmo conceito. Aumentar seu metabolismo com atividades físicas pode ser tão simples quanto se levantar mais. Isso mesmo! Algo tão simples quanto investir em uma mesa ergonômica ou fazer pequenas pausas para caminhar no seu horário de trabalho pode queimar 175 calorias por dia!

Quando se trata de aumentar seu metabolismo, é melhor fazer mais do que se levantar. As células dos músculos precisam de uma quantidade exponencial de energia, o que significa que quanto mais músculos tiver, mais calorias você queima, mesmo quando estiver em repouso. A melhor maneira de ganhar massa muscular, mesmo na dieta, é levantar coisas pesadas. O corpo humano é muito adaptável, então quando você ergue pesos regularmente, seus músculos crescem para acomodarem o peso. Aumentar os quilos que você levanta fará sua massa muscular crescer também. Então, use todas as oportunidades para levantar pesos, fazer agachamento, supino e remada para ter menos flacidez e mais força!

Assim que dominar a arte de levantar pesos, junte-se ao Treinamento Intervalado de Alta Intensidade (HIIT) para tirar vantagem de como o exercício pode aumentar seu metabolismo. O HIIT é um sistema de exercícios que leva seu corpo ao limite e depois te permite descansar, voltando ao início do processo de novo. Semelhante ao levantamento de peso, esse tipo de exercício permite que você queime mais gordura ao elevar sua frequência cardíaca e faz seu corpo se adaptar ao nível de atividade com o tempo. É por isso que correr em alta velocidade por curtos períodos foi provado como sendo melhor para o metabolismo do que só correr lentamente por um longo período. Na verdade, qualquer exercício intenso que você fizer pode ser feito em uma fração do tempo com resultados melhores. Por exemplo, se fizer 1 minuto de agachamento e descansar, verá mais resultados do que se fizesse 3 séries de 10 agachamentos em 20 minutos, por causa da maneira como a batida do seu coração acelera. Então, não só os exercícios HIIT poupam tempo, mas também te dão melhores resultados. Isso ocorre independente da sua idade.

Capítulo 10: treino aeróbico e de força

Entendendo os exercícios

Ficar fisicamente ativo é essencial para ter uma barriga lisa e manter sua saúde no geral. Os exercícios são uma atividade que requer esforço físico, com o propósito de melhorar e manter a saúde e o preparo físico. Eles podem ajudar a diminuir o risco de doenças sérias, como obesidade, osteoporose, doenças cardíacas e algumas formas de câncer. Também são benéficos para a sua saúde mental, te ajudando a liberar a tensão e relaxar. Para perder peso você precisa queimar mais calorias do que consome. É possível fazer isso com uma dieta saudável e exercícios regulares. Dois dos melhores exercícios para te ajudar a ter uma barriga lisa são os aeróbicos e os de força. Junte eles ao consumo calórico baixo e você terá seu corpo dos sonhos logo logo!

Exercícios aeróbicos

Os exercícios aeróbicos são qualquer forma de exercícios contínuos, como correr, pedalar, nadar ou remar, que estimulam e fortalecem os pulmões e coração, ao mesmo tempo em que melhoram a utilização de oxigênio do corpo. Estudos mostram que são uns dos exercícios mais eficazes para eliminar a gordura da barriga. É importante lembrar que a frequência deles é mais importante que a intensidade. Pesquisas sugerem que as pessoas perdem mais gordura em todas as áreas do corpo quando fazem exercícios aeróbicos por 500 minutos por semana, comparadas a quem fazia 300 minutos por semana.

Os exercícios aeróbicos são sobre perder peso e não sobre criar massa muscular. Há muitos recursos por aí que tentam te convencer a fazer 500 abdominais por dia ou o mais novo aparelho abdominal para ter uma barriga lisa, mas não é assim. Para ter uma cintura fina, você deve remover a camada de gordura que cobre seus músculos abdominais. Os exercícios aeróbicos são a única solução para se livrar dessa camada extra e, felizmente, são fantásticos para queimar calorias! O truque é fazer seu sangue circular. Assim que começar a se mover e sua frequência cardíaca chegar na zona alvo (quantas batidas por minuto necessárias para queimar calorias), você começará a suar e respirar mais. Nesse processo, seu corpo começa a queimar calorias. Você queima mais calorias quanto mais se exercitar e por mais tempo. É importante encontrar um exercício aeróbico que goste, para não sentir que sua rotina de exercícios é uma obrigação. Mesmo sair para dar uma caminhada todos os dias pode ajudar a queimar a gordura na barriga.

Treino de força

Independente de qual atividade aeróbica você escolher, é importante combiná-la com o Treinamento Intervalado de Alta Intensidade (HIIT). Esse tipo de exercício faz seu sangue circular enquanto leva seus músculos ao limite. Levantar pesos fortalece seus ossos e adiciona massa muscular no seu corpo. Ter mais massa muscular permite que você queime mais calorias enquanto descansa. Pesos pesados também são conhecidos por aumentar o nível de energia junto com a autoestima. Mesmo que o treino de força não afete diretamente seu abdômen, quando a gordura dos seus músculos diminuir você ficará menos pelancudo e mais torneado. Tonificar seus músculos junto com exercícios aeróbicos constantes melhorará seu progresso na perda de peso, mas não espere ver resultados só trabalhando nos abdominais.

É importante focar nos grandes grupos musculares pelo corpo, para poder ganhar mais massa muscular. Grupos importantes nos quais se focar incluem o peitoral, costas, quadris, tríceps, bíceps, ombros, glúteos, coxas e antebraços. Conforme você se exercita para tonificar esses grupos musculares, seu corpo precisará de mais calorias, deixando seu metabolismo com o mais alto potencial. Isso significa que a maioria dos alimentos saudáveis que comer irá direto aos seus músculos crescentes e não às suas células de gordura. Junto disso, seu coração condicionado ficará ainda melhor em queimar calorias, te dando a combinação perfeita para se livrar desses quilinhos.

É importante lembrar que, conforme a gordura cai para fora do seu corpo, sua barriga diminuirá também. Você deve pensar na gordura como um órgão que está no seu corpo todo. Você não pode tirar gordura de uma parte do corpo por vez, a menos que use um procedimento médico, como a lipoaspiração. Conforme a porcentagem de gordura diminui, você verá as mudanças no corpo todo, incluindo na sua barriga. Isso não significa que você não deve trabalhar nos seus abdominais, mesmo que haja com estratégia sobre como fará isso.

Sempre exercite seu abdominal no final dos exercícios. Você deve fazer isso porque estará os usando indiretamente para todos os exercícios que fizer. Seus músculos abdominais são considerados como músculos estabilizadores, que você deve usar para manter uma forma perfeita enquanto treina sua força, para ter melhores resultados. Se focar eles no primeiro passo do seu treino, eles ficarão cansados de segurar sua forma no resto das atividades. Lembre-se de ir dos maiores grupos musculares, como as pernas, para os menores, como os abdominais.

Fortalecer seu tronco é essencial para ter uma barriga lisa. O método testado e comprovado de abdominais, sejam sentados ou deitados, é eficaz para fortalecer seu tronco, já que trabalham com os maiores grupos abdominais que cuidam de flexionar a coluna. O mesmo grupo comprime o abdômen para te dar uma cintura pequena. Mas esse não é o único grupo importante. Os oblíquos internos e externos sentam nas laterais do abdômen e seguram tudo. Você usa esses músculos quando se dobra do lado ou torce a coluna. Trabalhá-los muitas vezes é importante, já que comprimem o abdômen. Para ter resultados otimizados ao trabalhar com esses músculos, tente adicionar uma rotação nos seus exercícios abdominais ou até pesos pequenos de mão. O abdômen inferior está localizado abaixo dos oblíquos nas suas laterais. Essa é uma área problemática para a maioria das mulheres, especialmente no pós-parto. Para fortalecer esse grupo, concentre-se em levantar a parte inferior do corpo, com exercícios como o levantamento de perna.

Com o que tomar cuidado

É comum que você fique com mais fome quando se exercitar. É verdade que precisará de mais calorias depois de estabelecer sua rotina de exercícios. Algumas pessoas acham mais fácil sobrestimar o número de calorias que queimaram, o que as faz comer demais. É importante focar nos alimentos saudáveis nessa fase da sua jornada, para manter o ritmo da perda de peso. Algumas pessoas ficam com mais fome e querem comer mais ainda, enquanto outras perdem o apetite depois do exercício. Isso é conhecido como "anorexia pós-exercício" e está ligado a uma diminuição no hormônio da fome, a grelina. O efeito que o exercício tem no seu apetite varia de pessoa para pessoa.

Capítulo 11: o geral

Decidir fazer uma mudança no estilo de vida para se tornar a pessoa que você quer ser nunca é fácil. Especialmente quando se tem desafios que nunca encontrou antes. Ficar em forma é uma grande decisão, mas uma da qual você se beneficiará todos os dias pelo resto da sua vida. Agora que já está equipado com as ferramentas para começar na sua jornada em direção à saúde e ao bem-estar físico, verá os quilos caírem. Não perca a coragem se seu peso começar a se estabilizar, ou se parecer impossível perder aquele último centímetro de gordura na sua barriga.

Perder esse peso desnecessário nem sempre será fácil. Na verdade, pode haver dias em que você vai querer jogar as mãos para o alto, gritar e desistir de frustração. Leva mais de 6 semanas para colher os benefícios do seu novo estilo de vida. Até lá, você deve navegar por seus novos hábitos com uma mentalidade positiva, se lembrando que todos lutam para se adaptar às novas rotinas no começo. Você ficará dolorido, cansado e muito provavelmente com fome, mas tudo isso valerá a pena quando se olhar no espelho e ver a pessoa que você sempre sonhou em ser. Nos dias que quiser desistir, lembre-se de ser grato pela nova pessoa que você está se tornando e todo o trabalho duro que já fez. Deve ficar grato pela nova energia e pela sua autoconfiança crescente.

Agora que assumiu o compromisso de trabalhar duro pelo seu corpo dos sonhos, saiba que sua barriga lisa não é um destino final. Sua meta fitness deve ser vista como uma jornada contínua que constantemente te muda para melhor. Pense em si mesmo como uma pessoa ativa, mesmo se odiar quando chega a hora da sua corrida. Tome a decisão de caminhar mais do que dirigir. Recrute um amigo ou encontre alguém que esteja na mesma jornada que você. Às vezes é mais fácil levantar e ir se souber que tem alguém te esperando.

Seja gentil consigo mesmo. Lembre-se que até atletas olímpicos têm dias de repouso para deixarem seus corpos se recuperarem. Ouça seu corpo e não tenha medo de tirar um dia de folga da academia ou corra muito lentamente. Essas coisas são uma parte importante para ter uma barriga lisa e atingir suas metas fitness. Se exaurir seu corpo, você pode danificar muito seus músculos, fazendo com que seja mais difícil chegar aonde você quer chegar. Não tenha medo de mudar sua rotina conforme você se desenvolve e muda. Nada fica igual para sempre, nem suas práticas de bem-estar. A transição, mesmo que às vezes seja difícil, é uma parte saudável do crescimento físico e mental.

Com as ferramentas oferecidas nas páginas anteriores desse livro, você tem tudo o que precisa para comer bem, treinar duro e atrair olhares por onde passar!

Conclusão

Obrigado por chegar ao final de *Como perder gordura da barriga: um guia completo para perder peso e ter uma barriga lisa.* Esperamos que tenha sido informativo e que tenha te oferecido todas as ferramentas necessárias para atingir suas metas fitness!

O próximo passo é transformar as palavras em ações e trabalhar para ter a barriga lisa perfeita!

www.ingramcontent.com/pod-product-compliance
Lightning Source LLC
Chambersburg PA
CBHW061519250726
48657CB00005B/1970